BEI GRIN MACHT SICH IHR WISSEN BEZAHLT

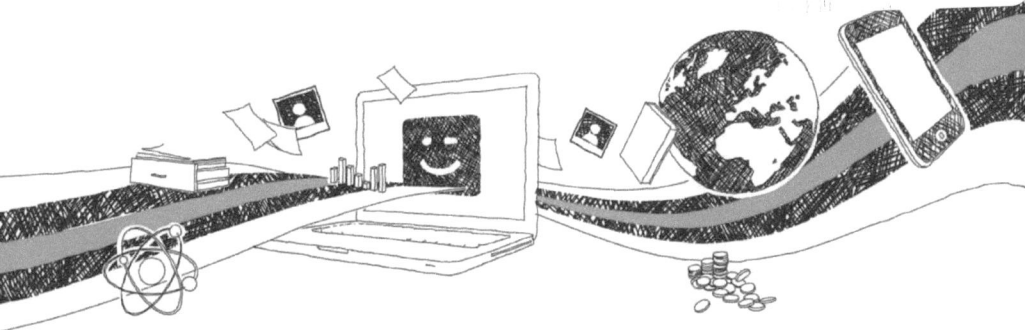
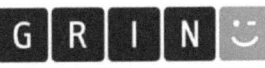

Bibliografische Information der Deutschen Nationalbibliothek:

Die Deutsche Bibliothek verzeichnet diese Publikation in der Deutschen National-
bibliografie; detaillierte bibliografische Daten sind im Internet über http://dnb.d-
nb.de/ abrufbar.

Impressum:

Copyright © 2007 GRIN Verlag, Open Publishing GmbH
Druck und Bindung: Books on Demand GmbH, Norderstedt Germany
ISBN: 978-3-656-69618-6

Dieses Buch bei GRIN:

http://www.grin.com/de/e-book/274620/burnout-ursachen-und-verlauf

Alexandra Rössner-Fischer

Burnout. Ursachen und Verlauf.

GRIN Verlag

GRIN - Your knowledge has value

Der GRIN Verlag publiziert seit 1998 wissenschaftliche Arbeiten von Studenten, Hochschullehrern und anderen Akademikern als eBook und gedrucktes Buch. Die Verlagswebsite www.grin.com ist die ideale Plattform zur Veröffentlichung von Hausarbeiten, Abschlussarbeiten, wissenschaftlichen Aufsätzen, Dissertationen und Fachbüchern.

Besuchen Sie uns im Internet:

http://www.grin.com/

http://www.facebook.com/grincom

http://www.twitter.com/grin_com

Alexandra Rössner-Fischer

Burnout. Ursachen und Verlauf

Inhaltsverzeichnis

1 Einleitung

Der Begriff „Burnout" wird in den letzten Jahren fast inflationär verwendet. Es gibt inzwischen über 9.200 Bücher die sich hauptsächlich, oder zumindest in einem Kapitel, diesem Thema widmen.

Zwischen 1974 und 1983 wurden ca. 1000 Bücher, Zeitungsartikel und Publikationen veröffentlicht, von 1983 bis 1990 schon 1.500. Bis Ende 2006 werden über 9.200 Bücher auf dem Markt sein. Wenn man den Suchbegriff Burnout bei Google eingibt, erscheinen 15.600.000 Ergebnisse.

Bei dieser Flut an Informationen ist es schwer, an fachlich korrekte und relevante Auskünfte zu gelangen, da zeitgleich viele – nicht immer seriöse – Anbieter für Prävention und Therapie ihre Dienste anbieten.

Man könnte davon ausgehen, dass Unternehmen und Führungskräfte sich mit der Erkennung und Prävention beschäftigen und gezielte Maßnahmen umsetzen. Das Gegenteil ist der Fall. Trotz inzwischen durch Studien belegte Einsparung an Kosten, die eine Prävention gegen Burnout erzielen würde, befassen sich nur wenige Unternehmen mit diesem Thema. Auch die Mitarbeiter selbst werden selten aktiv, um sich gegen Burnout zu schützen.

Der Trend der letzten Jahre, alles schneller und kostengünstiger herzustellen, geht einher mit einer zunehmenden Belastung der Mitarbeiter, und der Angst um den Arbeitsplatz. Wer die Leistung nicht erbringen kann, wird ausgetauscht. Ebenso bedrohen billigere Arbeitskräfte aus anderen Ländern Europas den Arbeitsplatz.

Burnout wird häufig noch als Schwäche, Versagen oder individuelle Fehlleistung angesehen, obwohl in der Forschung zunehmend akzeptiert wird, dass die Arbeitsbedingungen bei der Entstehung von Burnout eine wichtige Rolle spielen.

Viele Mitarbeiter werden aus diesen Gründen – selbst wenn sie Anzeichen von Burnout bei sich bemerken – nicht zu ihrem Vorgesetzten gehen und um Unterstützung bitten.

Deshalb kommt Führungskräften in einem Unternehmen eine entscheidende Rolle zu. Sie sollten als erste Anzeichen bei ihren Mitarbeitern (und auch bei sich selbst) erkennen, und geeignete Maßnahmen ergreifen. Außerdem sind sie für die Arbeitsstruktur im Team zuständig, und können durch eine gut geplante, für alle Mitarbeiter nachvollziehbare Struktur schon Entlastung schaffen.

Burnout wird häufig mit einer Kerze verglichen, die an beiden Enden brennt. Doppelt so hell, aber auch doppelt so schnell verbraucht. In der Mitte fehlt dann Substanz um weiter brennen zu können.

Das bedeutet für eine erfolgreiche Prävention:

➜ Die Belastungen reduzieren (die Kerze brennt langsamer)
➜ Die Entlastung erhöhen (mehr Substanz in der Mitte)

Gerade die Entlastungsfaktoren werden bei den Burnout-Tests meist nicht berücksichtigt, aber auch in den Ratgebern nicht besonders hervorgehoben.

Bei Google finden sich gerade 51 Ergebnisse für Entlastungsfaktoren.

Häufig könnte mit dem Wissen über die Ursachen von Burnout, sowie einer gezielten Prävention, erhebliche Kosten für das Unternehmen (Arbeitsausfall) und die Volkswirtschaft (Krankenkosten, Rente, usw.) eingespart werden. Deswegen werden in der folgenden Arbeit die Ursachen und die Verlaufsphasen des Burnout geschildert.

Wo immer dies möglich war, wurden geschlechtsneutrale Formulierungen gewählt, in den anderen Fällen zur Verbesserung des Leseflusses nur die jeweils kürzere Formulierung. Selbstverständlich sind immer Personen beiderlei Geschlechts gleichermaßen gemeint.

2 Burnout

2.1 Definition

Der Begriff "Burnout" wurde erstmals 1974 vom New Yorker Arzt und Psychotherapeuten Dr. Herbert Freudenberger als Krankheitsbezeichnung verwandt und bedeutet "Ausgebrannt Sein".

Die im Brockhaus von 1978 beschriebene Definition von Burnout lautet: „Kernenergietechnik: Durchbrennen von Reaktorenbrennstäben oder Komponenten infolge zu geringer Kühlung (Kühlmittelausfall) oder zu hoher Wärmeerzeugung (unkontrollierte Kernspaltung)."[1]

Die psychologische Definition fehlte damals noch. Inzwischen haben sich viele Wissenschaftler und Autoren mit dem Thema beschäftigt, und es gibt eine Vielzahl an Definitionen. Bis heute gilt die Feststellung von Maslach, „dass es keine Definition des Burnout gibt, die als Standard akzeptiert ist". [2]

In den meisten Büchern oder Studien findet sich einer der drei im folgenden beschriebenen Ansätze, um Burnout zu definieren:

- Nach der Persönlichkeit (Individuumszentriert)
- Gesellschaftlich – Sozialwissenschaftlich
- Arbeits- und Organisationsbezogen

Persönlichkeitsbezogener Ansatz

Die bekanntesten Vertreter dieses Ansatzes sind Edelwich und Brodsky. Sie definieren Burnout „als zunehmenden Verlust an Idealismus und Energie, den die in den helfenden Berufen Beschäftigten als Folge der Arbeitsbedingungen erfahren. Auf Grund von Falldarstellungen und Interviews mit Betroffenen beschreiben sie Burnout als einen vierstufigen Prozess der Desillusionierung:

1. Stufe: Idealistische Begeisterung
2. Stufe: Stagnation, Gefühl des Festgefahrenseins
3. Stufe: Frustration
4. Stufe: Apathie

---

[1] Brockhaus; Lexikon des Verlages Brockhaus
[2] Maslach, C. (1982). Understanding burnout. Definitional issues in analyzing a complex phenomenon

5

Burnout ist nach Edelwich und Brodsky also im Wesentlichen Verlust an Energie und Engagement durch fortschreitende Desillusionierung. In der Überidentifikation mit den Klienten sehen sie das entscheidende Kettenglied, das die einzelnen Phasen verbindet."[3]

Gesellschaftlich-sozialwissenschaftlicher Ansatz

Cherniss betrachtet Burnout als „Verlust von moralischem Vorsatz oder Verpflichtung. Damit wendet er sich dagegen, Burnout als Stressreaktion zu betrachten. Verlust an Engagement, Entfremdung oder Schwächung moralischer Vorsätze sind ein Verlust sozialer Verpflichtung. Somit ist nach Cherniss Burnout ein Symptom dieser Verluste."[4]

Auf diesen Ansatz wird nicht näher eingegangen, da die aktuelle Literatur den wissenschaftlichen Studien folgt, und diesen Ansatz als alleinige Ursache klar ausschließt.

Arbeits- und organisationsbezogener Ansatz

Allgemein beschreiben Pines und Kafry die Erfahrung von Burnout als „das Erleben von Distress, Unzufriedenheit mit Arbeit und Leben, Versagensgefühlen und dem Gefühl, es nicht mehr ertragen zu können."

Zentral in der Burnoutdefinition von Pines ist die körperliche, emotionale und geistige Erschöpfung. Beispiele dafür sind körperliche Symptome wie Ermüdung, Energiemangel, Unfall- und Krankheitsanfälligkeit, emotionale Symptome wie Niedergeschlagenheit, Hilf- und Hoffnungslosigkeit, Reizbarkeit und Nervosität und geistige Symptome wie eine negative Einstellung zu sich selbst, zum Leben und zur Arbeit allgemein.

Bei der Entstehung von Burnout spielen laut Pines und Kafry Persönlichkeitsfaktoren und Umweltbedingungen eine Rolle.

Als Umweltfaktoren nennen sie im Wesentlichen Stress und Unzufriedenheit erzeugende Arbeitsbedingungen wie Überforderung, Rollendruck und Rollenambiguität, zu hohe Verantwortung, gleichförmige Routine, Mangel an Autonomie, fehlendes Feedback, fehlende soziale Unterstützung, schlechte Ausbildung und ungenügende Bezahlung.

---

[3] Vgl. Edelwich, J. & Brodsky, A. (1984). Ausgebrannt - Das Burn-out-Syndrom in den Sozialberufen.

[4] Vgl. Cherniss, C. (1982). Burnout: Two ways of defining it and their implications

Persönlichkeitsfaktoren sehen sie in spezifischer Helfermotivation (Berufung), besonderer Sensibilität für soziale Not und emotionale Bedrängnis, klientenzentrierter Orientierung und dem Versuch, Selbstwertgefühle durch Selbstlosigkeit, Sympathie und Verständnis für andere zu erlangen. Copingstile und -fähigkeiten spielen eine besondere Rolle."[5]

Die einflußreichste Definition, die den meisten Arbeiten zu Grunde liegt, stammt von Christina Maslach und Susan Jackson. Maslach und Jackson haben in den letzten 30 Jahren die umfassendsten Untersuchungen auf dem Gebiet Burnout gemacht.

Christina Maslach ist Psychologie-Professorin an der Universität von Kalifornien, Berkeley.

„Burnout is a syndrome of emotional exhaustion, depersonalization and reduced personal accomplishment that can occur among individuals who do 'people work' of some kind. ... The Emotional Exhaustion subscale assesses feelings of being emotionally overextended and exhausted by one's work. The Depersonalization subscale measures an unfeeling and impersonal response towards recipients of one's service, care, treatment or instruction. The Personal Accomplishment subscale assesses feelings of competence and successful achievement in one's work with people."[6]

Maslach schreibt, „Burnout sei ein Syndrom, das bei Berufstätigen auftreten kann, die in irgendeiner Weise mit Menschen arbeiten. Das Syndrom ist eine Antwort auf die ständige emotionale Anspannung, die entsteht, wenn man intensiv mit Menschen arbeitet, vor allem wenn sie Probleme haben. Es kann als eine Art Job-Stress gesehen werden. Das Einzigartige bei Burnout ist, dass der Stress aus der sozialen Interaktion zwischen Helfer und Klient entsteht.

Emotionale Erschöpfung wird verstanden als das Gefühl, durch den Kontakt mit den Empfängern der Dienste (Klient / Patient) emotional überlastet, überanstrengt und ausgelaugt zu sein. Die emotionalen Ressourcen scheinen erschöpft zu sein.

Depersonalisation meint eine negative, abgestumpfte oder extrem distanzierte Beziehung zu anderen Menschen, die meist die Empfänger der Dienste oder Fürsorge der entsprechenden

---

[5] Vgl. Pines, A.M. & Kafry, D. (1978). Occupational tedium in the social services.

[6] Maslach, C. & Jackson, S.E. (1981). The Maslach Burnout Inventory. Research edition.
Maslach, C. & Jackson, E. (1986). Maslach Burnout Inventory Manual (2nd ed.)

Berufsleute sind. Der Umgang mit den Klienten ist entpersönlicht, die Reaktionen ihnen gegenüber sind gefühllos, vergegenständlicht und objekthaft.

Reduziertes Wirksamkeitserleben meint mangelnde Gefühle der Kompetenz und die Einschätzung, in der Arbeit mit Menschen nicht erfolgreich zu sein „[7]

In der deutschen Version des Maslach Burnout Inventory sprechen Enzmann und Kleiber von „reduzierter persönlicher Leistungsfähigkeit.“[8]

„Reduziertes Wirksamkeitserleben ist aber eine treffendere Übersetzung. Es wird nämlich nicht die objektive Leistungsfähigkeit, sondern die subjektive Einschätzung der Wirksamkeit der eigenen Arbeit erfragt.“[9]

Entscheidend am Anfang von Burnout ist, ob man diese Anzeichen wahrnimmt und sie zum Anlass nimmt, über Möglichkeiten der Belastungsreduktion und Entlastung nachzudenken.

Bei der Messung von Burnout mit dem „Maslach Burnout Inventory ist die Häufigkeit bzw. Dauer des Auftretens der Erschöpfungssymptomatik ein entscheidendes Kriterium bei der Einstufung des Burnout-Risikos.“[10]

Christina Maslach faßt die Problematik von Burnout mit dem Zitat zusammen:

„So stellt Burnout einen Verschleiß von Werten, Würde, Geist und Willen dar, kurz: einen Verschleiß der menschlichen Seele. Eine Krankheit, die sich nicht nur über einen längeren Zeitraum hinzieht, sondern auch einen Teufelskreis provoziert, aus dem es nur schwer ein Entrinnen gibt.“[11]

---

[7] Vgl. Maslach, C. (1993). Burnout: a multidimensional perspective.
[8] Enzmann, D. & Kleiber, D. (1989). Helfer-Leiden. Stress und Burnout in psychosozialen Berufen.
[9] Gusy, B. (1995). Stessoren in der Arbeit, Soziale Unterstützung und Burnout. Eine Kausalanalyse.
[10] Vgl.Enzmann, D. & Kleiber, D. (1989). Helfer-Leiden. Stress und Burnout in psychosozialen Berufen.
[11] Christina Maslach, M. P. Leiter (2001)
DIE WAHRHEIT ÜBER BURNOUT
Stress am Arbeitsplatz und was Sie dagegen tun können

2.2 Betroffene Personen- und Berufsgruppen

„Die menschlichen Charaktereigenschaften sind sehr komplex, so dass es keine klassische Burnout-Persönlichkeit gibt. Es gibt jedoch einzelne Charaktereigenschaften, die sich ungünstig auswirken können. Ängstliche und unsichere Personen neigen eher zu Burnout, da Unsicherheit nicht selten ein Grund für den Misserfolg einer Handlung darstellt. Ebenso ist es mit Schuldgefühlen. Die Neigung, sich Ziele sehr hoch zu stecken, Perfektionismus, Idealismus, ein labiles Selbstwertgefühl, konfliktbehaftete Wunschvorstellungen (z.B. der Wunsch nach Nähe und Harmonie einerseits und nach Autonomie und Leistung andererseits) oder übersteigerte Hilfsbereitschaft können die Entstehung von Burnout begünstigen. Personen, die Erfolge und Misserfolge sich selbst zuschreiben, haben ein geringeres Burnout-Risiko als diejenigen, die ihr Schicksal von äußeren Kräften bestimmt sehen. Weiterhin fördern Weltbilder, in denen sich der Beruf als einzige Möglichkeit zur Sinnfindung bietet, die Ausprägung von Burnout. Die Unfähigkeit, Grenzen zu setzen, die Schwierigkeit Misserfolge zu bewältigen und geringe Flexibilität im Wechsel von Strategien und Ansprüchen sind ebenfalls begünstigend."[12]

„In den 70er Jahren galten vor allem die sogenannten Helferberufe als Burnout gefährdet. Dazu zählten Therapeuten, Lehrer, Sozialarbeiter und Krankenschwestern."[13]

„Bereits 1980 schätzten Freudenberger und Richelson, dass ca. 10 % der Arbeitnehmer ausgebrannt seien. Aber auch sie sahen noch den Zusammenhang zwischen Berufen mit verstärkt sozialen-interaktiven Momenten und Burnout."[14]

„ Inzwischen gibt es Beschreibungen über die Ausbildung von Burnout in über 30 Berufen und Bevölkerungsgruppen. Dazu zählen unter anderen: Sozialarbeiter, Fürsorger, Hauseltern in Kinderdörfern, Drogenberater, Personal von Beratungstellen, Studentenberater, Sozialforscher, Organisationsberater und –trainer, Krankenschwestern, Gemeindeschwestern, Hauswirtschaftsleiter, medizinisch-technische Assistenten, Leiter von Kliniken und Rehabilitationseinrichtungen, Ärzte, Zahnärzte, Krankenhausapotheker, Sprach- und Stimmtherapeuten, Beschäftigungstherapeuten, Psychotherapeuten, Pfarrer, Eltern und Therapeuten autistischer Kinder, Pflegepersonal geistig behinderter Erwachsener,

---

[12] Vgl. Schmidt, B. (2004). Burnout in der Pflege
[13] Vgl. Müller-Timmermann, E. (2004). Ausgebrannt - Wege aus der Burnout-Krise
[14] Vgl. Bundesverband der Unfallkassen (2005). Psychische Belastungen am Arbeits- und Ausbildungsplatz S.90

Erzieherinnen, Lehrer, Erwachsenenbildner, Sporttrainer, Schulpsychologen, Anwälte, Polizisten, Gefängnispersonal, Stewardessen, Bibliothekare, Manager, Studenten und Arbeitslose."[15]

„Aktuelle Studien benennen nicht nur den Beruf, sondern auch schon Fachrichtungen. So gelten Mitarbeiter auf Intensiv-, Krebs- und AIDS-Stationen als besonders gefährdet. 40-60% der Pflegekräfte und 15–30% der Ärzte würden an Burnout-Symptomen leiden. Pflegende Angehörige haben mit 60–80% (geschätzt) die höchste Burnout Betroffenheit aller Berufs- bzw. Personengruppen."[16]

Neuerdings registrieren Wissenschaftler eine neue Qualität der Burnoutgefahren: Das Syndrom sei in sämtlichen Berufen und Tätigkeiten anzutreffen. Im Arbeitsprozess stünde zunehmend die totale Verausgabung aller menschlichen Ressourcen auf der Tagesordnung und werde die gesamte Persönlichkeit gefordert. Die Arbeitszeit kennt häufig keine Grenzen mehr. Energiereserven bleiben dabei auf der Strecke, oft verbunden mit einer Kette endloser Frustration.

Somit kann jeder Mensch, der über einen längeren Zeitraum mehreren Burnout auslösenden Ursachen oder Umständen ausgesetzt ist, und zusätzlich noch Persönlichkeitsmerkmale aufweist, die Burnout begünstigen, daran erkranken.

---

[15] Vgl. Domnowski, M. (2005). Burnout und Stress in Pflegeberufen. S.100
[16] Vgl. Kolitzus, H. (2003). Das Anti-Burnout Erfolgsprogramm. S. 25
Vgl. www.psychotherapie-prof-bauer.de/burnout.htm Stress und Burnout

3 Ursachen

3.1 Arbeitsstruktur

3.1.1 Zunehmende Belastungen

Viele Burnout auslösende Faktoren befinden sich im Arbeitsumfeld. „In 90% aller Betriebe sind seit dem Jahr 2000 die psychischen Belastungen der Beschäftigten gestiegen. Rund ein Drittel melden vermehrte körperliche Belastungen. Das zeigt eine Befragung des Wirtschafts- und Sozialwissenschaftlichen Instituts (WSI) in der Hans-Böckler-Stiftung unter mehreren Tausend Betriebs- und Personalräten. Gründe für den wachsenden Stress im Job: Stellenabbau, Arbeitsverdichtung, Zeitknappheit, steigende individuelle Verantwortung der Beschäftigten sowie schlechtes Führungsverhalten."[17]

Personalknappheit und Personalabbau

Führt zu hoher Arbeitsbelastung, Arbeitsverdichtung, Zeitknappheit, Distress, Gefühl des Versagens, zu wenig Freizeitausgleich (damit zu weniger Erholung) und dem Gefühl oder der Tatsache Arbeiten nicht korrekt ausführen zu können.

Eine Folge chronischer Personalknappheit ist ein von Unternehmen und Gesellschaft erwarteter und anerkannter Dauereinsatz für die Arbeitsstelle. Dies führt im Extremfall bei Mitarbeitern zur Arbeitssucht. „Die Mitarbeiter vernachlässigen ihre Gesundheit, greifen zum Abschalten zu Medikamenten oder Alkohol, und sind oft für ihre Angehörigen nicht mehr zu erreichen." [18]

Führungsstil und schlechte Führungsverantworung

Sind Verantwortlichkeiten nicht klar geregelt, oder werden aus mangelnder Kompetenz heraus falsche oder gar keine Entscheidungen getroffen, stellt dies eine hohe Belastung der Mitarbeiter dar, da sie unter den Missständen zu leiden haben, und die Nachteile tragen müssen.

---

[17] Vgl. http://www.innovations-report.de/html/berichte/medizin_gesundheit/bericht-36933.html
[18] Vgl. Kolitzus, H. (2003). Das Anti-Burnout Erfolgsprogramm

In den letzten Jahren hat sich der situative Führungsstil als der effektivste herausgestellt. Die Mitarbeiter werden in die Arbeitsgestaltung mit einbezogen, gefördert und gefordert. Durch Vertrauen, Lob und Anerkennung des Vorgesetzten wird ihre Arbeit wertgeschätzt.

Belastungen im Team

Die Leistung eines Teams ist unter anderem davon abhängig, wie harmonisch das Miteinander ist. In zu großen Teams können sich die Mitarbeiter in der Anonymität verlieren, Beziehungsgestaltung und Rückmeldungen gehen verloren.

In zu kleinen Teams fehlt oft die gesunde Distanz, und durch fehlende Rückzugsmöglichkeiten kann es zu Reibereien und Unzufriedenheit kommen.

Wichtig in einem Team sind vereinbarte und eindeutige Regeln des Umgangs, gemeinsame Ziele und klar definierte Erfolgskriterien. Werden Teams gegen ihren Willen zusammengestellt, gibt es Mitarbeiter die gegen das Team arbeiten oder ist dem Team eine schwache Führungskraft vorgesetzt, können viele negative Gefühle aufkommen und die Mitarbeiter und die Arbeit belasten (z.B. Neid, Mißgunst, Intrigen, Mobbing).

Emotional belastende Arbeiten

„Alle Berufe, die mit den psychischen, physischen oder sozialen Problemen ihrer Klienten ausgesetzt sind, haben eine hohe emotionale Belastung, die zu einem Stresserleben auf breitester Ebene führt."[19]

Weitere Belastungen

- Unklare, umständliche, verwirrende oder nicht nachvollziehbare Arbeitsabläufe
- Höhere Intensität und Komplexität der Arbeit
- Steigerung der wöchentlichen Arbeitszeit
- Unfreundlicher Umgangston
- Ungerechtigkeit
- Routinearbeit ohne persönliche Herausforderung

---

[19] Vgl. Domnowski, M. (2005). Burnout und Stress in Pflegeberufen S. 108

12

Im Krankenhaus bei Pflegekräften gibt es weitere spezielle Belastungen:

- Weisungsgebundener Handlungszwang
- Unvereinbarkeit von Beruf und Familie
- Baulich - räumliche Mängel
- Schichtarbeit
- Dauerkonflikt zwischen Professionen
- Hohe Erwartungshaltung von Patienten
- Aggressive und verwirrte Patienten
- Beengte Krankenzimmer und Arbeitsräume
- Unzureichendes Arbeitsmaterial (qualitativ und quantitativ)
- Unfunktionale Zuordnung der Räume
- Fehlende Arbeits- und Sozialräume
- Hohe psychische Belastung durch Rückschläge (z.B. Progress bei Onkologien, Tod der Patienten, Rückfall in Suchtklinik)
- „Körperlich anstrengende Arbeit (Aus arbeitsphysiologischer Sicht sind vor allem Belastungen durch Hebe- und Tragearbeit in ungünstigen Körperhaltungen (Wirbelsäulenschäden) zu nennen. Das Risiko eines Wirbelsäulenschadens liegt bei Krankenpflegekräften deutlich höher als in der Normalbevölkerung)"[20]
- „Sick-building-syndrom (Zunahme an krankmachenden Stoffen, z.B. Zytostatika, in den Gebäuden)"[21]

3.1.2 Mangelndes Feedback und Kompetenzstreitigkeiten

Mangelndes Feedback

„Die Arbeit in einem sozialen Beruf stellt vielfältigste Anforderungen an die professionellen Helfer. Die Mitarbeiter sozialer Unternehmen müssen nicht nur über ein fundiertes, berufsbezogenes Fachwissen und entsprechende praktische Begabungen und Fertigkeiten verfügen; sie sollen in der Ausübung ihrer Tätigkeit in hohem Maße auch soziale und personale Kompetenzen sowie die Fähigkeit zur Reflexion ihres Handels entwickeln."[22]

Nur durch regelmäßiges Feedback erkennt der Mitarbeiter, ob er diesen Anforderungen gerecht wird, oder ob es Handlungsbedarf gibt.

Ein ausführliches Feedback kann jedoch nicht kurz zwischendurch stattfinden, sondern sollte mit dem Mitarbeiter in Ruhe unter vier Augen geführt werden. Dem Mitarbeiter sollte rechtzeitig der Grund und der Termin des Gesprächs genannt werden, damit er sich darauf vorbereiten kann.

---

[20] Vgl. Hofmann, Stößel, Duringer et al., 1991
[21] Luczak, H., Cakir, A. E. & Cakir, G. (Hrsg.) (1993).
[22] Röhrig,S.; Reiners-Kröncke,W. (2003) Burnout in der Sozialen Arbeit

Finden solche Gespräche regelmäßig statt, und verlaufen sie positiv, wird der Mitarbeiter entspannt und offen in solche Gespräche gehen.

Die Gespräche können zur Korrektur dienen, sollten dem Mitarbeiter aber auf jeden Fall auch positive Rückmeldung und Sicherheit in seine Arbeit geben. Gleichzeitig kann, wenn nötig, ein Abgleich zwischen Fremd- und Selbstwahrnehmung stattfinden. So findet frühzeitig eine Korrektur von unrealistischen Zielsetzungen oder persönlichen Erwartungen ein. Ebenso kann auf Möglichkeiten der Fort- und Weiterbildung eingegangen werden.

Diese Gespräche sind auch deshalb wichtig, da viele Mitarbeiter das Gefühl haben, ihr Vorgesetzter hört ihnen nicht richtig zu. Zielvereinbarungs- bzw. Mitarbeitergespräche sollten mindestens einmal pro Jahr stattfinden.

Für das ganze Team ist ein Feedback ebenso wichtig wie für den einzelnen Mitarbeiter. Monatliche Teambesprechungen sind gute Möglichkeiten, um gemeinsame Absprachen und Ziele zu überprüfen. So können frühzeitig Mißstände, Unklarheiten und Mißverständnisse ausgeräumt werden, aber auch hier sollte mit Lob und Anerkennung nicht gespart werden.

Kompetenzstreitigkeiten

Führen Vorgesetzte auf Kosten der Mitarbeiter Machtspiele aus, z. B. durch unterschiedliche Anordnungen, führt das zu einer extremen psychischen Belastung der Mitarbeiter. Sie werden zum Spielball unterschiedlicher Interessen, können sich meist nicht dagegen wehren (das Gefühl der Ohnmacht stellt sich ein) und sind trotz korrekter Arbeit der Kritik konkurrierender Führungskräfte ausgesetzt. Die Arbeitszufriedenheit sinkt rapide.

3.1.3 Geringe Wertschätzung

„Weitere wichtige Risikofaktoren sind eine geringe Wertschätzung am Arbeitsplatz und ungenügende Unterstützung am Arbeitsplatz und durch das soziale Umfeld."[23]

---

[23]http://www.ksl.ch/gsd/ksl/Web/KSLwww.nsf/97690887911c88b9c12568da004c3929/76100c3524197abbc125
709d00307faf/$FILE/Burnout_06.pdf.

14

Das schreibt die Neue Luzerner Zeitung in der Ausgabe vom Samstag, 11. März 2006 zum Thema Burnout. Ebenso wie das soziale Umfeld wichtig ist, stellt die geringe Wertschätzung der Arbeit ein Risiko für Burnout dar.

„Das Gefühl, zu wenig oder keine Anerkennung zu bekommen, wird im Zusammenhang mit dem Burnout-Syndrom oft als wichtiger Faktor genannt. Anerkennung und Wertschätzung gehören zu den wichtigsten sozialen Bedürfnissen jedes Menschen. Manche sind mehr, andere weniger davon abhängig."[24]

Dieser Mangel an Wertschätzung zeigt sich zum Beispiel in:
- geringe betriebliche Fürsorge um das Wohlergehen der Pflegenden
- geringe als leistungsgerecht erlebte Gratifikation
- wenig betriebliche Informations- und Partizipationspolitik

Bei der durchgeführten Studie war der geringe Respekt und die geringe Wertschätzung (in einem Punkt zusammengefaßt) bei allen teilnehmenden Mitarbeitern, sowohl Pflegekräften als auch Führungskräften, der mit am häufigsten genannte Belastungsfaktor!

3.1.4 Dokumentation

Nach § 280 Abs.I Satz 2 BGB gibt es bei Vertragspartnern eine Beweislastumkehr.

„ 1) Verletzt der Schuldner eine Pflicht aus dem Schuldverhältnis, so kann der Gläubiger Ersatz des hierdurch entstehenden Schadens verlangen. 2) Dies gilt nicht, wenn der Schuldner die Pflichtverletzung nicht zu vertreten hat."[25]

Wenn in Gesetzestexten eine doppelte Verneinung steht (hier „gilt nicht ..., wenn ... nicht zu vertreten hat"), ist damit die Beweislastumkehr gemeint. Kann ein geschädigter Vertragspartner (z.B. ein Patient aus einem Behandlungsvertrag heraus) nachweisen, dass eine Kausalität (Zusammenhang) bestehen könnte, zwischen dem von ihm davongetragenen Schaden, und den im Krankenhaus durchgeführten Maßnahmen, ist das Krankenhaus in der Pflicht zu beweisen, dass alles korrekt durchgeführt wurde, und der Schaden NICHT durch einen Fehler des Krankenhauspersonals entstanden ist. Kann das Krankenhaus diesen Beweis nicht antreten, ist es schadensersatzpflichtig.

---

[24] Vgl. http://www.ichkannsonichtarbeiten.net/blog/index.php/archives/2004/07/
[25] Bürgerliches Gesetzbuch § 280 Abs. I Satz 1 und 2

In den letzten Jahren haben die Klagen gegen Krankenhäuser zugenommen, und die Folge ist eine erhebliche Zunahme der Dokumentation. Nicht nur Patienten, auch Krankenkassen klagen, um Geld einzusparen. So ist es inzwischen üblich, jedes Altersheim bei einem Sturz eines Patienten zu verklagen. Bekommt die Krankenkasse in einem von 20 Fällen recht, rentieren sich die Klagen (das Altersheim muss für die Kosten der Schäden von dem Sturz aufkommen). Da häufig von den Altersheimen nicht nahtlos nachgewiesen werden kann, dass korrekt gearbeitet wurde, liegt die Zahl der gewonnen Fälle für die Krankenkassen höher als 1:20. Somit sind diese Prozesse Kosteneinsparnisse für die Krankenkassen.

Die Folge für die Einrichtungen des Gesundheitswesens sind eine starke Zunahme der Dokumentation. In den Krankenhäusern geht man davon aus, dass in den letzten 7 Jahren die für Dokumentation verwendete Arbeitszeit von ca. 10% auf 40% gestiegen ist. Neben der Kurvenführung über Vitalzeichen (Blutdruck, Puls, Temperatur), Medikamentengabe und den Pflegebericht einmal pro Schicht für jeden Patienten, kamen viele neue Dokumente dazu. Einige Beispiele sind die Pflegeplanung, der Schmerzanamnesebogen, die Skala zur Einschätzung des Dekubitus-Risikos, Schmerzpläne, Pflegeanamnesebogen, Anmeldungen von Untersuchungen über den Computer, das ausdrucken und abheften der Befunde, Ausarbeitung und Anwendung von Pflegestandards, Dokumentation bei Thrombo- und Leukopenie sowie das aushändigen und erklären der dazugehörigen Informationsblätter an den Patienten, der Pflege-Entlassbrief (wenn der Patient pflegebedürftig ist).

Da es keine Personalerhöhung gab, wird die Zeit für die Versorgung der Patienten knapper, was neben der Belastung der Dokumentation zusätzlich zu Frustration bei den Beschäftigen führt.

3.1.5 Nicht planbare Arbeit

Die Pflege hat meist sehr strukturierte und geplante Abläufe, um die anfallende Arbeit gut meistern zu können. Jedoch gibt es viele Faktoren, die nicht planbar sind. Termine für Untersuchungen und Operationen stehen häufig nicht fest, so dass nach spontanen Anrufen aus den Abteilungen Patienten vorbereitet werden müssen (z.B. rasieren, umziehen, Infusionen entfernen, etc.). Ebenso unterbricht das Klingeln der Patienten oder das Ansprechen von Patienten oder Angehörigen oft eine begonnene Arbeit. Durch das häufige Unterbrechen läuft man viele Wege doppelt, muss sich auf mehrere Dinge gleichzeitig konzentrieren, und setzt danach jedes Mal neu an um die angefangene Arbeit zu beenden. Beides kostet viel Zeit.

Kommen mehrere Arbeiten gleichzeitig auf eine Pflegekraft zu, kommt es zu erheblichem Stress.

Da zusätzlich noch einige tätigkeitsfremde Arbeiten wieder in die Pflege zurück kommen (z.b. Patiententransport, Betten und Nachttische putzen, Pflanzen auf Station gießen und pflegen, Patienten-Kühlschränke auswischen und desinfizieren) wird die Zeit für die eigentliche Arbeit (Patienten waschen, kleiden, Prophylaxen durchführen, Verbände wechseln, usw.) immer knapper. Trotz häufiger Fortbildung und immer höherer Qualifikation kann das erworbene Wissen wenig angewendet werden.

3.1.6 Extremsituationen

„Arbeit im Krankenhaus stellt häufig Arbeit in Extremsituationen dar und ist mit hohen Anforderungen verbunden, was die psycho-physische Leistungsfähigkeit und die sozio-emotionalen Kompetenzen betrifft." [26]

Beispiele hierfür:

- unter Zeitdruck Entscheidungen fällen
- die Konsequenzen einer Entscheidung nicht abschätzen können
- negative Rückmeldungen werden erwartet oder treffen ein

Pflegekräfte lernen nur für einige ausgewählte Extremsituationen während der Ausbildung oder durch Fortbildungen, wie sie sich zu verhalten haben. Jedoch erlernen sie nur Maßnahmen, die zu ergreifen sind, um den Patienten helfen zu können. Wie man unmittelbar danach handeln kann, damit aus einem Erlebnis kein bleibendes Trauma wird, lernen sie nicht. Rettungsdienst, Feuerwehr- und Polizeikräfte können sich nach einem schlimmen Ereignis vom Dienst abmelden (zumindest für diesen Tag) und einen speziell dafür geschulten Psychologen aufsuchen. Bei Pflegekräften ist dies nicht der Fall. Da während einem Notfall oft alle Pflegekräfte mithelfen, werden die anderen Patienten nur notdürftig versorgt, da der Notfall absolute Priorität hat. Nach der Versorgung des Notfalls jedoch haben die Pflegekräfte keine Zeit um sich zu erholen, sondern arbeiten weiter, um die anderen Patienten zu versorgen. Also geht es statt Erholung ohne Pause weiter.

---

[26] Luczak, H. (1991). Work under extreme conditions. Ergonomics

Belastend sind jedoch nicht nur Situationen, in denen man in kürzester Zeit handeln und entscheiden muss, um den Patient retten zu können (bzw. ertragen muss, wenn es nicht gelingt), sondern auch gefährdende Situationen für die eigene Person. Patientenübergriffe wie Schläge, mit Gegenständen oder Messern beworfen zu werden, oder Angehörige die mit Pistole Amok laufen. Meist sind die Mitarbeiter auf solche Vorfälle nicht vorbereitet und geschult, und es steht auch kein Psychologe zur Verfügung, der aufgesucht werden könnte, damit solche Erlebnisse aufgearbeitet und verarbeitet werden können.

3.1.7 Geringe Bezahlung

„Die vielfältigen Belastungen klinischer Arbeitstätigkeit können vor dem Hintergrund geringer Bezahlung und mangelnder Anerkennung gerade unter Krankenpflegekräften zu dem Gefühl eines "Ausgebranntseins" führen. Letzteres ist unter dem Stichwort "Burnout" für das Krankenpflegepersonal in der Vergangenheit bereits durch zahlreiche Studien nachgewiesen worden."[27]

Geringe Bezahlung ist eng gekoppelt mit geringer Wertschätzung. Der Wert einer Arbeit drückt sich auch in der Bezahlung aus. So verdient eine Stationsleitung mit 10 Jahren Berufserfahrung und Personalverantwortung für 15 Mitarbeiter weniger, als ein Arzt der nach seinem Studium frisch als Assistenzarzt im Krankenhaus beginnt. „Das Durchschnittseinkommen der Frauen, die Vollzeit arbeiten, ist in Westdeutschland 23 Prozent niedriger als das der Männer. In Ostdeutschland beträgt der Unterschied zehn Prozent. Damit gehört Deutschland in der Europäischen Union zu den Schlußlichtern. Nur in Estland und der Slowakei ist die Lohnkluft zwischen Frauen und Männern größer. Das geht aus dem "Frauen-Daten-Report 2005" des Wirtschafts- und Sozialwissenschaftlichen Instituts (WSI) in der gewerkschaftsnahen Hans-Böckler-Stiftung hervor. Demnach beenden mehr als 40 Prozent der jungen Frauen ihre Schulausbildung mit dem Abitur. Bei ihren männlichen Altersgenossen sind es 37,8 Prozent. Zum Studienanfang und auch beim Hochschulabschluß sind Frauen und Männer gleich stark vertreten."[28]

---

[27] Vgl. Feuerstein, G. & Badura, B. (1991). Patientenorientierung durch Gesundheitsförderung im Krankenhaus. Hans-Böckler-Stiftung, Düsseldorf.
[28] Bothfeld, S./ Klammer, U./ Klenner, Ch./ Leiber, S./ Thiel, A./ Ziegler, A.: WSI-FrauenDatenReport 2005

Das Gehalt bei Pflegekräften dürfte auch deshalb niedriger sein, da überwiegend Frauen in diesem Beruf arbeiten, und wie das WSI nachweisen konnte, dies zu einer geringeren Bezahlung führt.

3.2 Stress

3.2.1 Definition

„Der ungarisch-kanadische Arzt Hans Selye hat nach Forschungen in den dreißiger Jahren des letzten Jahrhunderts etwa 1950 den Begriff „Stress" in die Medizin und die Psychologie eingeführt. Das Wort kommt – wie Burnout – ursprünglich aus dem technisch-physikalischen Bereich, aus der Materialprüfung. Stress bedeutet hier die Anspannung und Verzerrung von Metallen oder Glas. Der plastische Begriff meint im seelischen Bereich etwas ganz Ähnliches: Die Belastungen, Anstrengungen und Ärgernisse, denen ein Lebewesen täglich durch viele Umwelteinflüsse ausgesetzt ist. Es handelt sich um Anspannungen und Anpassungszwänge, die einen aus dem persönlichen Gleichgewicht bringen können und bei denen man seelisch und körperlich unter Druck steht." [29]

„Bis heute gibt es keine einheitliche Definition für Stress, da der Begriff je nach Forschungsrichtung unterschiedlich genutzt wird. Den meisten Definitionen gemeinsam sind jedoch folgende Merkmale:

- anhaltende physische und/oder psychische Belastung oder Beanspruchung bzw. schädliche Reize
- durch Konflikte und/oder negativ empfundene Ereignisse verursachter seelischer Druck

Die Europäische Kommission hat 1997 folgende Definition für „arbeitsbedingten Stress" verfasst:

Arbeitsbedingter Stress ist eine emotionale und psychophysiologische Reaktion auf ungünstige und schädliche Aspekte der Arbeit, des Arbeitsumfeldes und der Arbeitsorganisation. Stress ist ein Zustand, der durch hohe Aktivierungs- und Belastungsniveaus gekennzeichnet ist und oft

---

[29] Kolitzus, H. (2003). Das Anti-Burnout Erfolgsprogramm. S. 41

mit dem Gefühl verbunden ist, man könne die Situation nicht bewältigen. (Europäische Kommission, Generaldirektion V, 1997)."[30]

„Entwicklungstechnisch benötigen die Menschen den Mechanismus „Stress" zum Überleben. Die Stressreaktion ist ein reflexhafter Angriffs- und Fluchtmechanismus. Wenn Gefahr droht kommt es zu einer immensen Kraftentfaltung und – bereitstellung. Es handelt sich also um eine notwendige und völlig natürliche Alarmreaktion."[31]

„ Unsere eigenen Wertvorstellungen werden stark durch gesellschaftliche Normen geprägt. Umgangssprachlich haben anscheinend alle Menschen Stress. Wer gestresst ist, signalisiert, dass er bis an seine äußere Grenze geht, um seine Aufgabe zu meistern. Diese Haltung resultiert aus unserer Sozialisation in einer Leistungsgesellschaft."[32]

Die Folge davon ist, dass „ca. 45% aller Deutschen sich häufig gestresst fühlen, 69% sind es bei den 40- bis 49-Jährigen; rd. 33% der Arbeitnehmer leiden an stressbedingter Erschöpfung."[33]

Bei einer Befragung von 330 Managern vertraten 20% der Manager die Ansicht, „dass...herausragende Positionen nur dann Spitzenleistungen erbringen können, wenn klare Prioritäten für den Beruf gesetzt werden und...Einbußen im körperlichen und privaten Bereich hingenommen werden müssen"[34]

„Problematisch wird es, wenn aus Stress Dauerstress wird, der neben körperlichen, psychischen und sozialen Auswirkungen auch zu Burnout führen kann."[35]

3.2.2 Eustress und Distress

In der Stress-Forschung unterscheidet man zwei Formen von Stress: Eustress (eu = griech.= gut) und Distress. Bei Eustress erlebt die Person eine Situation als Herausforderung und somit positiv. Die Ursache liegt in der Hoffnung, ein Erfolgserlebnis zu haben oder Anerkennung von anderen zu bekommen. Somit motiviert Eustress und erhöht die Leistungsfähigkeit.

---

[30] Bundesverband der Unfallkassen (2005). Psychische Belastungen am Arbeits- und Ausbildungsplatz S. 51
[31] Vgl. Kolitzus, H. (2003). Das Anti-Burnout Erfolgsprogramm. S. 42
[32] Vgl. Schmidt, B. (2004). Burnout in der Pflege S. 63
[33] www.work-and-life.de
[34] www.work-and-life.de
[35] Vgl. Kolitzus, H. (2003). Das Anti-Burnout Erfolgsprogramm.   S. 51

Bei Distress wird die erlebte Situation aufgrund von Angst negativ bewertet. Die Folgen sind der Anstieg von Adrenalin und Noradrenalin, die Anspannung, Herzklopfen, Schweißausbrüche, usw. hervorrufen. Diese Form von Stress ist schädlich.

Wie eine Situation eingeschätzt wird, ist individuell. So kann z.b. das Erlernen einer neuen Technik bei einer Person Eustress auslösen (da Freude an dem Thema und neue Herausforderung), bei der anderen Person Distress (Angst es nicht zu verstehen).

Die Einschätzung einer Situation hängt von biographischen Aspekten und von der Persönlichkeit ab. Fazit: „Nicht die Situation selbst löst also Stress aus, sondern die Bewertung der Situation im Kopf!"[36]

Bezogen auf die Stress-Anfälligkeit teilt man die Menschen in zwei Typen ein. Typ A ist ehrgeizig, erfolgsorientiert, ist ständig unter Zeitdruck, leicht aufbrausend, geprägt von hohem Leistungsstreben, Perfektionismus, hohem Verantwortungsbewusstsein, Hektik, Agressionsbereitschaft und starker Zielorientierung. Typ A ist sehr deutlich stressanfällig. Typ B zeigt genau das gegenteilige Verhalten.

Typ A kann ebenso wie Typ B Stress als positiv, also Eustress, erleben. Da er aber viel häufiger in Stress gerät, wird er insgesamt trotzdem mehr Distress mit schädlichen Folgen haben. „Die Stressdosis ergibt sich aus dem Zusammenwirken von Auftretenshäufigkeit von Stressoren, der Vielfalt, der Dauer der Einwirkung und der Intensität. Zu wenig Stress ist interessanterweise (z.B. für Menschen mit epileptischen Anfällen) genauso problematisch wie zu viel: Der Organismus zeigt uns den gesunden grünen Bereich auf."[37]

3.2.3 Stressoren

„Stressoren sind alle Belastungsfaktoren, Anforderungen, Wahrnehmungen, Verhaltensaufforderungen, Empfindungen, Situationen und Informationen, die eine vegetative Stressreaktion (unspezifischer Alarmreaktion des Organismus) hervorrufen.

„Waren in früheren Zeiten Stressfaktoren wilde Tiere und Naturkatastrophen, sind es heutzutage Faktoren, die es bis vor wenigen Jahrzehnten so noch nicht gab.

---

[36] Domnowski, M. (2005). Burnout und Stress in Pflegeberufen S. 63
[37] Vgl. Kolitzus, H. (2003). Das Anti-Burnout Erfolgsprogramm. S. 44

21

- *Überbevölkerung der Großstädte* mit den damit verbundenen Folgen wie Anonymität, Kriminalität, Verarmung, Ghettoisierung
- *Lärm und Reizüberflutung* durch Verkehr, Werbung, Wohnsilos, Freizeitaktivitäten (Discotheken), Technisierung der Arbeitswelt-Privatwelt mit den Folgen verschiedenster Erkrankungen wie Hörschäden, Herz-Kreislauf-Störungen, usw.
- *Massenmedien liefern Katastrophen* „frei Haus" mit explosionsartigem Wachstum von Nachrichten aus aller Welt. Dadurch wird die Verarbeitung der „totalen Information" stark reduziert.
- *Konkurrenzkampf am Arbeitsplatz* durch erhöhte Leistungsanforderungen, um die besseren (und knappen) Plätze in der sozialen Hierarchie besetzen zu können. Entfremdung durch Technisierung und Automatisierung.
- *Vermeintlicher Konsumzwang* der Mitmensch wird zum Feind. Durch die steigende Anonymität und das beständige Leistungsstreben muss die soziale Position z.b. mit Statussymbolen unterstützt und gestärkt werden. Dieser soziale Zwang führt zur Abgrenzung gegen die Mitwelt und zieht in der Regel einen Konsumzwang nach sich.
- *Verlust der Geborgenheit in der Familie.* Der gesellschaftliche Wandel bringt alte Familienstrukturen mit ihren Auffang- Sicherungs- und Bestätigungsfunktion für die Mitglieder mehr und mehr zum Erliegen. Die Folge sind viele Single-Haushalte oder Alleinerziehende mit den negativen Begleiterscheinungen wie Isolation, Angst,

Depression und Konfliktverdrängung."[38]

Stressoren kann man in folgende Kategorien einteilen:

„Arbeitsorganisatorische Stressoren & Leistungsstsressoren

unklare/widersprüchliche Anweisungen, mangelnde Mitwirkungsmöglichkeit, Überforderung, enge Zeit- und Terminvorgaben, ...

Soziale Stressoren

Konkurrenz, mangelnde Anerkennung, ...

Physikalische Stressoren

Lärm, Hitze, ...

Körperliche Stressoren

Verletzungen, Hunger, ...

Individuelle Stressoren

Versagensängste, familiäre Probleme, ..."[39]

---

[38] Vgl. Domnowski, M. (2005). Burnout und Stress in Pflegeberufen S. 62 - 63
[39] Bundesverband der Unfallkassen (2005). Psychische Belastungen am Arbeits- und   Ausbildungsplatz S. 53

3.2.4 Überlastungserscheinungen

„**Im gedanklichen Bereich:** Konzentrations-, Gedächtnis- und Leistungsstörungen, Tagträumen, Realitätsflucht, Scheuklappeneffekt: Einengung der Wahrnehmung.

Im Bereich der Gefühle: Agressionsbereitschaft, Angst, Unsicherheit, Unzufriedenheit, starke Gefühlsschwankungen, Nervosität, Gereiztheit, Apathie (Teilnahmslosigkeit), Depression, Leeregefühle, Widerwillen gegen den Beruf und die Kollegen, Selbstmitleid, Labilität, Humorverlust, Hoffnungslosigkeit, Selbstmordgedanken.

Vegetativ-hormonelle Reaktionen: Herzrasen, Herzstolpern, Blutdrucksteigerung, Verdauungsbeschwerden mit Durchfällen, Magen-Darm-Geschwüre durch erhöhte Säureproduktion, Schlafstörungen , sexuelle Schwierigkeiten, Menstruations- und Zyklusprobleme bei Frauen, Schwitzen, Schwindel, Kurzatmigkeit, Kopfschmerzen, Anfälligkeit für Infekte, Gewichtsveränderungen, Übelkeit.

Muskulär: Allgemein erhöhte Muskelspannung bewirkt verminderte Sauerstoffzufuhr mit entsprechenden Folgen. Spannungskopfschmerz, leichte Ermüdbarkeit bei unruhigem Schlaf, Rückenschmerzen, nächtliches Zähneknirschen, die geballte Faust in der Tasche, vor allem die Umgebung bemerkt eine starre Mimik mit maskenhaftem Gesicht, Ticks, fahrige Gestik, Fingertrommeln, Fußwippen."[40]

Sonstige: Zunahme des Konsums von Tabletten und Alkohol, Rückzug von den Mitmenschen, Desinteresse an der Umwelt, Aufgeben von Hobbys, Widerstand gegen Veränderungen, verringerte Fantasie und Flexibilität.

„Kurzzeitig können wir alle das eine oder andere Anzeichen entwickeln. Bedenklich wird es dann, wenn

1. die Symptome schon bei geringer Stressdosis auftreten
2. die Aktivierung intensiver ist
3. die Erholung langsamer
4. Langzeitschäden feststellbar sind (z.B. erhöhter Blutdruck)"[41]

---

[40] Vgl. Kolitzus, H. (2003). Das Anti-Burnout Erfolgsprogramm. S. 49
[41] Vgl. Kolitzus, H. (2003). Das Anti-Burnout Erfolgsprogramm. S. 49

3.3 Persönlichkeit

Jeder Mensch kann, wenn er über einen längeren Zeitraum mehreren Burnout auslösenden Ursachen oder Umständen ausgesetzt ist, an Burnout erkranken. Es gibt jedoch einige Persönlichkeits- bzw. Charaktermerkmale, die Burnout begünstigen.

„Willensstärke und Entschlossenheit

Menschen mit großer Willenskraft und Entschlossenheit hassen es, aufgeben und eine Niederlage eingestehen zu müssen. Sie treiben sich häufig an ihre physischen und psychischen Grenzen, um etwas auf die Beine zu stellen. Infolgedessen zahlen sie oft einen hohen physischen und psychischen Preis für den Erfolg.

Entscheidungsfreudigkeit

Menschen die gerne und schnell Entscheidungen treffen, riskieren Fehlentscheidungen (da sie zu früh entschieden haben), und müssen das dann mit harter Arbeit ausgleichen.

Autarkie

Solche Menschen neigen dazu, Zeit damit zu verschwenden, lieber etwas selbst herausfinden zu wollen, statt jemand anderen um Hilfe zu bitten. Die verlorene Zeit muß wieder eingeholt werden, und das führt zu Stress.

Übersteigerte Selbstsicherheit

Wer gewohnt ist, Ziele zu erreichen, neigt dazu, andere Leute nicht um Hilfe zu bitten. Auch dann nicht, wenn es eine Arbeitsentlastung darstellen würde. Sie verlassen sich mehr auf sich als auf andere. Ratschläge und Tipps werden nur ungern angenommen. Somit sind auch Hinweise in Bezug auf Burnout bei ihnen nur schwer möglich, da solche Ratschläge nicht gehört werden.

Perfektionismus

Hohe Leistungsansprüche an sich und andere verlangt diesen Menschen ein hohes Arbeitstempo ab. Sie streben danach, bei allem nur das Beste zu machen und hassen schlampige Arbeit. Sie fordern von sich selbst häufig mehr, als es andere von ihnen verlangen. Dadurch setzen sie sich selbst einem sehr hohen Druck aus, um viel mehr als ihre Pflicht und Schuldigkeit zu tun.

Ausgeprägte Zielorientierung

Ziele müssen erreicht werden, egal welche Kräfte dafür mobilisiert werden müssen. Ein Abweichen von dem selbst gesetzten Ziel kommt einem Versagen gleich. Auf Dauer bezahlen solche Menschen dafür einen hohen psychischen und physischen Preis.

Überhöhtes Streben nach Anerkennung und Aufstieg

Häufig steckt hinter diesem Verhalten Unsicherheit über die eigenen Fähigkeiten und Kompetenzen. Bleibt Anerkennung oder der geplante Aufstieg aus, können diese Menschen sehr depremiert reagieren, da dies ihre Unsicherheit weiter verstärkt. Um diese Situation zu vermeiden gehen sie weit über ihre Grenzen, um den angestrebten Erfolg zu haben."[42]

„Weitere Charaktereigenschaften die Burnout begünstigen können, sind Konkurrenzdenken, Ungeduld, Hektik, Agressionsbereitschaft, hohes Verantwortungsbewusstsein, Emotionsleugnung, Arbeit als Lebensinhalt, Minderwertigkeitsgefühle, Gefühl benachteiligt zu werden, Schuldgefühle und Ängste."[43]

„Als protektiver Faktor wirkt eine sogenannte „hardy personality". Die Forschung zeigt übereinstimmend, dass Personen, die engagiert ihren Alltagsaktivitäten nachgehen, positive Kontrollüberzeugungen in Bezug auf äussere Ereignisse vorweisen und Veränderungen gegenüber offen sind, weniger Gefahr laufen, ein Burnout zu entwickeln. Sie sind weniger erschöpft, haben eine positivere Einstellung zur Arbeit und bewerten ihre Leistungsfähigkeit günstiger."[44]

3.4 Weitere Ursachen

Alter und Dauer der Berufstätigkeit: „Der Bundesverband der Unfallkassen schreibt, dass die Erkrankung mit der Dauer der Berufstätigkeit zusammenhängt. Da Burnout ein schleichender Prozess ist, tritt er erst mit zunehmender Berufstätigkeit auf. Je länger also ein Mitarbeiter im Beruf ist, desto höher ist sein Burnout-Risiko."[45] Dem widerspricht Maslach.

---

[42] Vgl. Rush, M. (2002) Brennen ohne auszubrennen. S. 49 - 52
[43] Vgl. Domnowski, M. (2005). Burnout und Stress in Pflegeberufen. S. 73
[44] Vgl. http://www.swissburnout.ch/aktuell.htm
[45] Vgl. Bundesverband der Unfallkassen (2005). Psychische Belastungen am Arbeits- und Ausbildungsplatz S. 89

"Sie beschreibt einen klaren Zusammenhang zwischen Alter und Burnout. Ältere Menschen haben mehr Arbeits- und Lebenserfahrung, sind stabiler, reifer und weniger anfällig für Burnout als jüngere Menschen. In vielen Untersuchungen zeigt sich, dass Burnout oft in den ersten Berufsjahren auftritt. Die älteren Kollegen haben die erste gefährliche Zeit überstanden, sind den Anforderungen gerecht geworden und sind im Beruf geblieben."[46]

Zivilstand: „Singles erleben am meisten Burnout, Verheiratete am wenigsten, Geschiedene fallen zwischen die beiden Gruppen.

Auch Kinderlosigkeit scheint ein Risiko für Burnout zu sein. Menschen mit Familie sind älter, im Umgang mit persönlichen Problemen und emotionalen Konflikten erfahren, haben durch die Familie emotionale Unterstützung, und eine andere Sichtweise zu der Arbeit als Singles."[47]

Geldsorgen: Mangel an Geld (subjektiv oder objektiv) kann Unruhe, schlaflose Nächte, Angst und Kopfschmerz bereiten. Wenn es bis zur Existenzangst geht, löst das enormen Stress bei den Betroffenen aus.

Gesellschaftliche Bewertung: „Bestimmte Berufsbilder sind mit speziellen Rollenerwartungen verbunden. Diese setzen die Betroffenen unter Druck, da sie kaum den Idealvorstellungen entsprechen können. Bei Pflegekräften wird z.B. Geduld, Freundlichkeit, Verständnis, Ausgeglichenheit und Aufopferung verlangt, ohne berechtigte Ansprüche nach außen stellen zu dürfen. Der Beruf soll nicht der Existenzsicherung dienen, sondern der Helfer soll aus ihm gleichzeitig Kreativität und Lebenssinn bei steigenden unangemessen hohen generellen Erwartungen an den Beruf gewinnen."[48]

Ernährung: „Neue Beweise belegen die Bedeutung der Ernährung bei der Entstehung und dem Verlauf von Burnout. Untersuchungen an Burnout-Patienten decken häufig einen Mineralstoffmangel, vorrangig von Calcium, Magnesium, Kalium und Zink, auf. Magnesiummangel z.B. löst Konzentrationsstörungen aus. Eine zu geringe Flüssigkeitszufuhr kann zu Durchblutungsstörungen im Gehirn, Antriebslosigkeit, Kreislaufstörungen und Konzentrationsstörungen führen."[49]

Multitasking: Der Mensch ist nur sehr bedingt zum "Multitasking" fähig: Hat er visuelle Aufgaben zu bewältigen, lässt seine Aufmerksamkeit für akustische Eindrücke drastisch nach

---

[46] Vgl. Maslach, C. (1982). Burnout - the cost of caring.
[47] Vgl. Maslach, C. (1982). Burnout - the cost of caring.
[48] Vgl. Schmidt, B. (2004). Burnout in der Pflege und Domnowski, M. (2005). Burnout und Stress...
[49] Vgl. Domnowski, M. (2005). Burnout und Stress in Pflegeberufen. S 114, 115

und umgekehrt. Das haben amerikanische Wissenschaftler in Hirnscans mit Freiwilligen gezeigt. Das bedeutet, ohne Verluste an Leistungsfähigkeit geht das gleichzeitige Bearbeiten visueller und akustischer Informationen nicht ab, wie die Wissenschaftler der Johns-Hopkins-Universität in Baltimore in ihren Experimenten nachweisen konnten. Die Wissenschaftler beobachteten dabei, dass die Aktivität des Gehirns zwischen zwei Regionen hin und her sprang – je nachdem, ob sich die Probanden gerade mehr auf das visuelle oder das akustische Signal konzentrierten. Dies zeige, dass beim Menschen die Verteilung der Aufmerksamkeit auf die verschiedenen Sinne ein Nullsummenspiel sei, erklären die Forscher: Wer sich mehr auf eine visuellen Reiz konzentriert, reduziert unwillkürlich seine Aufmerksamkeit für die akustischen Informationen und umkehrt."[50] Was sich bei einer ständigen Dauerbelastung dieser Art jedoch sicher erhöht, ist der Stress.

---

[50] Vgl. http://www.new-worxs.de/de/worxsnews/detail/128.html

4 Phasen nach Edelwich

4.1 Idealistische Begeisterung

In der Literatur finden sich verschiedene Modelle, die den Verlauf von Burnout beschreiben. Es gibt Modelle mit 3 Phasen, manche nenne sogar 12 Phasen. Selbst Buchautoren verwenden in ihrem 1. Buch z.B. ein 7-Phasen-Modell, in ihrem 2. Buch dann ein 3-Phasen-Modell. Der Verlauf ist bei fast allen Modellen gleich, nur mit mehr oder weniger Punkten bzw. Phasen beschrieben. Das Modell, das den Verlauf am übersichtlichsten beschreibt ist von Edelwich. Die Phasen werden unabhängig von den Ursachen für Burnout durchlebt. Wie die einzelnen Phasen erlebt werden ist individuell verschieden. Der Ablauf von Phase 1 bis Phase 4 bleibt jedoch immer gleich. Der Sinn der Auflistung von Phasen und Warnsignalen ist es, Verhalten besser deuten und Warnsignale auch als solche zu erkennen und wahrzunehmen. Gerade weil die Burnout-Symptomatik so schleichend verläuft und weil die Ausprägungen der Gefühle und des Verhaltens auch im normalen Alltag zu finden sind, bleibt sie oft unbeachtet und unerkannt.

Idealistische Begeisterung

„Es kommt zum vermehrten Engagement bis hin zur idealistischen Begeisterung. Es wird sehr viel Kraft investiert um den Vorstellungen des idealen Mitarbeiters gerecht zu werden. Noch ist die Person optimistisch, merkt aber, dass die permanente Überforderung zur Erschöpfung führt. Typisch ist eine Überidentifikation mit den Klienten.

Warnsignale dieser Phase sind:

Gefühle und Gedanken: Gefühl der Unentbehrlichkeit, nie Zeit und überschüssige Energie zu haben.

Verhalten: Hyperaktivität, Hektik, freiwillige, unbezahlte Mehrarbeit, Verleugnung eigener Bedürfnisse, Verdrängung von Misserfolgen und Enttäuschungen, Beschränkung sozialer Kontakte auf das Arbeitsumfeld.

Körperliche Merkmale: Beschleunigte Vitalparameter, Schlaflosigkeit, Bedürfnis nach körperlicher Bewegung

Es ist normal, etwas Neues mit verstärkter Begeisterung und Einsatz zu beginnen. Das kann ein neues Arbeitsumfeld oder Hobby sein. Als Warnsignal ist eine überdurchschnittliche

Begeisterung nur dann zu beurteilen, wenn andere Lebensbereiche dahinter verblassen, wenn für andere Dinge keine Kraft mehr bleibt. Dann kann es sein, dass generell zu viel Kraft für die Arbeit aufgebraucht wird und zu wenig Kraft aus anderen Gegebenheiten gezogen wird. Dieses Ungleichgewicht endet in Erschöpfung.

4.2 Stillstand

Es kommt zu ersten Enttäuschungen. Alle bisher gebrachten Anstrengungen haben nicht zu den gewünschten Erfolgen geführt, man ist erschöpft und kann das gewohnte Maß an Arbeit und Engagement nicht aufrechterhalten. Das Leben dreht sich noch verstärkter um die Arbeit, Freizeit, Familie und Freunde kommen zu kurz obwohl der Betroffene sich danach sehnt. Es beginnt der Rückzug von den Klienten. In dieser Phase beginnt der Betroffene mit einer reduzierten Selbstachtung. Es kommen zu den körperlichen Symptomen noch psychische Probleme hinzu. Durch die Reduktion an Einsatz und Arbeit (unbewusst als Schutzmechanismus) wird die Resonanz von Klienten und Kollegen negativ, so dass man in einen Teufelskreis gerät.

Warnsignale dieser Phase sind:

Gefühle und Gedanken: Desillusionierung, Verlust von Einfühlsamkeit und positiven Gefühlen gegenüber den Klienten, negative Einstellung zur Arbeit, Widerwillen und Überdruss, Tagträume, Gefühl der mangelnden Anerkennung und Ausbeutung, Schuldgefühle, reduzierte Selbstachtung, Selbstmitleid, unbestimmte Angst und Nervosität, Gefühl der Leere, mangelndes Vertrauen in andere, Bitterkeit, Wut, Aggressionen.

Verhalten: Verringerte Initiative, Produktivität und Kreativität, überziehen von Arbeitspausen, Erhöhung der Fehlzeiten, aufblühen am Wochenende, Zerstreutheit, Humorlosigkeit, geringe Belastbarkeit, Schuldzuweisung an andere oder an „das System", Verleugnung der Eigenbeteiligung, Ungeduld, Intoleranz, Kompromissunfähigkeit, verbal und pflegerisch grober Umgang mit den Mitmenschen, häufige Konflikte mit anderen, Betäubungsverhalten durch erhöhten Drogenkonsum (Zigaretten, Kaffee, Tabletten, Alkohol, anderen Drogen).

Körperliche Merkmale: Unfähigkeit zur Entspannung, Alpträume, Muskelverspannungen, Kopfschmerzen, Verdauungsstörungen, Magen- und Darmgeschwüre, veränderte Essgewohnheiten, Herzrhythmusstörungen, sexuelle Probleme, Infektanfälligkeit.

4.3 Frustration

Dies stellt die entscheidende Phase des Burnout dar, sie ist gekennzeichnet durch Gefühle der Machtlosigkeit, Zweifel an der eigenen Effektivität und der Einschätzung, dass die Einrichtung den Klientenbedürfnissen nicht gerecht wird. Die einzige Möglichkeit, in dem Beruf, der einem den Lebensunterhalt sichert, zu überleben, ist der innere Rückzug. Gefühle werden eingefroren, da kein Mensch diese Hilf- und Hoffnungslosigkeit aushalten kann. Der Körper reagiert mit Dysfunktionen. Meist ist in dieser Phase ohne therapeutische Hilfe keine Veränderung/Verbesserung mehr möglich. Aber auch schon der Anstoss zu der Inanspruchnahme von Hilfe muss von außen kommen, da der Betroffene selbst dafür keine Energie mehr hat.

Warnsignale dieser Phase sind:

Gefühle und Gedanken: Gefühl der Ausweglosigkeit, Pessimismus, Abstumpfung, Fatalismus, schwarz-weiß-denken, Gleichgültigkeit, Verflachung des Gefühlslebens, Desinteresse, Langeweile, Abneigung Patienten gegenüber, Einsamkeit.

Verhalten: Konzentrations- und Gedächtnisschwäche, Unfähigkeit, komplexe Aufgaben zu lösen, Ungenauigkeit, Desorganisation, Unfähigkeit, Entscheidungen zu treffen und klare Anweisungen zu geben, Dienst nach Vorschrift, verringerte Flexibilität, Widerstand gegen Veränderungen, wenig persönliche Anteilnahme an anderen, aufgeben von Hobbys, starke Bindung an einzelne Personen, Vermeidung von Gesprächen über die Arbeit, in sich zurückziehen.

Körperliche Merkmale: Auftreten und Steigerung der Symptome der 2. Phase, häufige Krankheiten, ständiges Unwohlsein.

4.4 Apathie

Im Endstadium des Burnout schützt sich der Betroffene vor weiterer Enttäuschung und Frustration durch Zynismus, komplettem Rückzug und Vermeidung von Klientenkontakt. In dieser Phase kann eine Suizidgefährdung auftreten. Ohne therapeutische Hilfe und längere Erholungspause kann dem Betroffenen nicht mehr geholfen werden.

Warnsignale dieser Phase sind:

Gefühle und Gedanken: Verzweiflung, Hoffnungslosigkeit, Gefühl der Sinnlosigkeit, negative Einstellung zum Leben, existenzielle Verzweiflung, Apathie, Selbstmordgedanken.

Verhalten: Kaum Beteiligung am sozialen Leben, Abkapseln, Kündigung, sozialer Abstieg.

Körperliche Merkmale: Langfristige Erkrankungen, erhöhtes Krebsrisiko durch dauerhafte Immunschwäche, erhöhtes Risiko von Herz-Kreislauf-Erkrankungen durch Stresshormone.

Nicht nur einzelne Personen können ausbrennen, sondern auch ganze Teams können betroffen sein. Das macht sich durch Reizbarkeit im Kontakt untereinander, durch Aufspaltung des Teams in rivalisierende Einzelgruppen und durch kollektive Leistungsminderung bemerkbar. Weiterhin tritt in betroffenen Teams allgemeine Selbstentwertung und die Unfähigkeit, diese Stimmungen wieder ins rechte Lot zu bringen, auf. Oft herrscht eine sarkastische Stimmung, die sich in Beschuldigungen, Reflexionsverweigerung, Entschlusslosigkeit und Feindseligkeit ausdrückt. Ressourcen von außen werden nicht wahrgenommen oder sogar verweigert."[51]

---

[51] Vgl. Edelwich, J. & Brodsky, A. (1984). Ausgebrannt
Vgl. Schmidt, B. (2004). Burnout in der Pflege

5 Fazit

Burnout ist eine ernstzunehmende Erkrankung, die in den letzten Jahren deutlich zugenommen hat, und noch weiter zunehmen wird. Eine gezielte Prävention ist für die Unternehmen nicht nur wegen dem wirtschaftlichen Aspekt wichtig (Die von der BKK ausgewertete Studie bewies dass gesundheitsfördernde Maßnahmen die Kosten pro investiertem Euro bis zu 4,90 Euro verringern). Die Unternehmen haben den Mitarbeitern gegenüber eine Fürsorgepflicht, die eine solche Prävention dringend nötig macht. Maßnahmen zur Prävention stellen außerdem ein Zeichen von Wertschätzung, Respekt und Achtung vor der geleisteten Arbeit der Mitarbeiter dar. In Zeiten sich immer schneller erweiternder Technologie, Flexibilisierung der Arbeit und Zunahme an Information können nur Mitarbeiter auf dem aktuellen Stand bleiben, die dazu psychisch und physisch in der Lage sind. Durch Stress und Überlastung ausgelaugte Mitarbeiter werden diese Voraussetzung nicht erfüllen. Um wettbewerbsfähig zu bleiben, die Mitarbeiter- und Kundenzufriedenheit zu erhöhen oder auf einem guten Niveau zu halten, sind gute Arbeitsbedingungen und geschulte Führungskräfte Voraussetzung.

Präventions-Maßnahmen können erst dann in Unternehmen erfolgreich implementiert werden, wenn die dafür verantwortlichen Mitarbeiter erkennen, dass Burnout keine Schwäche oder individuelle Fehlleistung darstellt, sondern eine Erkrankung ist, die unter anderem durch schlechte Arbeitsbedingungen ausgelöst wird, für die sie als Vorgesetzte verantwortlich sind. In Deutschland wissen 80 Prozent der Firmen nicht, wo die Stress-Quellen ihrer Mitarbeiter liegen (nach einer Umfrage des Wirtschafts- und Sozialwissenschaftlichen Instituts der Hans-Böckler-Stiftung unter 2200 Betrieben im Jahr 2004). Dabei haben Arbeitgeber seit 1996 laut Arbeitsschutzgesetz sogar die Verpflichtung, die psychische Gesundheit ihrer Mitarbeiter zu schützen.

Jeder Mitarbeiter kann unabhängig davon Maßnahmen ergreifen, um sich selbst vor Burnout zu schützen. Erst wenn Politik, Unternehmen und Mitarbeiter erkennen, welche Gefahr von Burnout-Erkrankungen ausgeht, und geeignete Maßnahmen ergreifen, könnte eine Zunahme der Betroffenen verhindert oder deren Anzahl sogar reduziert werden.

Literaturverzeichnis (und weiterführende Literatur)

Bothfeld, S./ Klammer, U./ Klenner, Ch./ Leiber, S./ Thiel, A./ Ziegler, A.: WSI-FrauenDatenReport 2005 - Handbuch zur wirtschaftlichen und sozialen Situation von Frauen Reihe: Forschung aus der Hans-Böckler-Stiftung, Bd. 66

Brockhaus (1978). Lexikon des Verlages Brockhaus. Bibliographisches Institut, Mannheim;

Bürgerliches Gesetzbuch.(1. September 2006). DTV-Beck; München Auflage: 58

Bundesverband der Unfallkassen (2005). Psychische Belastungen am Arbeits- und Ausbildungsplatz – ein Handbuch / Phänomene, Ursachen, Prävention. GUV-I 8628. Printed in Germany

Cherniss, C. (1982). Burnout: Two ways of defining it and their implications. Paper presented at the Annual Convention of the APA.

Domnowski, M. (2005). Burnout und Stress in Pflegeberufen. Schlütersche Verlagsgesellschaft, Hannover

Edelwich, J. & Brodsky, A. (1984). Ausgebrannt - Das Burn-out-Syndrom in den Sozialberufen. Salzburg: AVM.

Enzmann, D. & Kleiber, D. (1989). Helfer-Leiden. Stress und Burnout in psychosozialen Berufen. Heidelberg: Asanger.

Feuerstein, G. & Badura, B. (1991). Patientenorientierung durch Gesundheitsförderung im Krankenhaus. Hans-Böckler-Stiftung, Düsseldorf.

Gusy, B. (1995). Stessoren in der Arbeit, Soziale Unterstützung und Burnout. Eine Kausalanalyse. München: Profil.

Hofmann, F., Stößel, U., Duringer, C., Hagberg, M., Johansson, K. Josephson, M., Mlangeni, D., Schüllner, A., Strandberg, B., Theorell, T. (1991). Belastung und Beanspruchung der Lendenwirbelsäule bei Beschäftigten in der Krankenpflege unter besonderer Berücksichtigung der Ergonomie am Arbeitsplatz. In: Landau, K. (Hrsg.): Arbeitsbedingungen im Krankenhaus und Heim. Bayrisches Staatsministerium für Arbeit, Familie und Sozialordnung, München, S. 564-578.

Kolitzus, H. (2003). Das Anti-Burnout Erfolgsprogramm. Deutscher Taschenbuch Verlag, München

Luczak, H. (1991). Work under extreme conditions. Ergonomics 34/6, S. 687-720.

Luczak, H., Cakir, A. E. & Cakir, G. (Hrsg.) (1993). Work with Display Units. North-Holland, Amsterdam.

Maslach, C. (1982). Burnout - the cost of caring. New York: Prentice Hall.

Maslach, C. (1982). Understanding burnout. Definitional issues in analyzing a complex phenomenon. In W.S. Paine (Ed.), Job stress and burnout (29-40. Beverly Hills, CA: Sage.

Maslach, C. (1993). Burnout: a multidimensional perspective. In W.B. Schaufeli, C. Maslach &T. Marek (Eds.), Professional burnout. Recent developments in theory and research (19-32). Washington: Taylor and Francis.

Maslach, C. & Jackson, S.E. (1981). The Maslach Burnout Inventory. Research edition. Palo Alto, CA: Consulting Psychologists Press.

Maslach, C. & Jackson, E. (1986). Maslach Burnout Inventory Manual (2nd ed.) Palo Alto, CA: Consulting Psychologists Press.

Christina Maslach, M. P. Leiter: (2001). Die Wahrheit über Burnout. Stress am Arbeitsplatz und was Sie dagegen tun können. Springer-Verlag, Wien-New York

McGregor, D. (1960): The human side of enterprise. New York

Müller-Timmermann, E. (2004). Ausgebrannt - Wege aus der Burnout-Krise. Verlag Herder; Freiburg im Breisgau

Neuberger, O. (2002): Führen und führen lassen. Ansätze, Ergebnisse und Kritik der Führungsforschung; UTB, Stuttgart; 6. Auflage

Pines, A.M. & Kafry, D. (1978). Occupational tedium in the social services. Social Work, 23, 499-507.

Röhrig,S.; Reiners-Kröncke,W. (2003) Burnout in der Sozialen Arbeit. ZIEL Verlag (Augsburg)

Rush, M. (2002) Brennen ohne auszubrennen. Das Burnout-Syndrom – Behandlung und Vorbeugung. Gerth Medien GmbH, Asslar

Schmidt, B. (2004). Burnout in der Pflege – Risikofaktoren, Hintergründe, Selbsteinschätzung, W. Kohlhammer, Stuttgart

Sprenger, R. (2002): Mythos Motivation. Wege aus einer Sackgasse; Campus Fachbuch, 17. Auflage

Quellennachweis: Internetadressen

http://www.aerzteblatt-studieren.de/doc.asp?docId=104207

http://www.bfw-pp.de/muenchen/betrieb216.php

http://www.bkk.de/gesundheit/arbeit_und_gesundheit/download/news/news_2002-01_kosten.pdf

http://www.euro.who.int/mediacentre/PR/2006/20060407_1?language=german

http://www.euro.who.int/eprise/main/who/progs/whd06/home?language=German

http://www.inqa.de/Inqa/Navigation/Presse/pressearchiv,did=80350.html

http://www.inqa.de/Inqa/Navigation/Projekte/gute-arbeit.html

http://www.innovations-report.de/html/berichte/medizin_gesundheit/bericht-36933.html

http://www.ichkannsonichtarbeiten.net

http://www.ichkannsonichtarbeiten.net/blog/index.php/archives/2004/07/

http://www.karriere.de/psjuka/fn/juka/SH/0/sfn/cn_artikel_print/bt/1/page1/PAGE_7/page2/PAGE_921/aktelem/DOCUMENT_933/oaobjid/20350/index.html

http://magazine.web.de/de/themen/beruf/karriere/gesundheit/980566.html

http://www.new-worxs.de/de/worxsnews/detail/128.html

http://www.nzz.ch/2006/06/03/zf/articleE5A2G.print.html

http://openpr.de/news/51391/Burnout-durch-Hausstaub.html

http://www.pressrelations.de/new/standard/result_main.cfm?r=212982&sid=&aktion=jour_p
m&poffset=4686524000212982&quelle=0

http://www.psychologie-heute.de/news/dietexte/arbeit/031024z1.php

www.psychotherapie-prof-bauer.de/burnout.htm Stress und Burnout

Prof. Dr. med. J. Bauer, Uni Freiburg

http://www.stress-online.de/40985.html?*session*id*key*=*session*id*val*

http://www.swissburnout.ch/aktuell.htm

www.work-and-life.de

Mehr zu diesem Thema finden Sie in „Prävention von Burnout. Mögliche Entlastungsfaktoren
und Strategien für Führungskräfte" von Alexandra Rössner-Fischer,

ISBN: 978-3-638-73648-0

http://www.grin.com/de/e-book/76765/

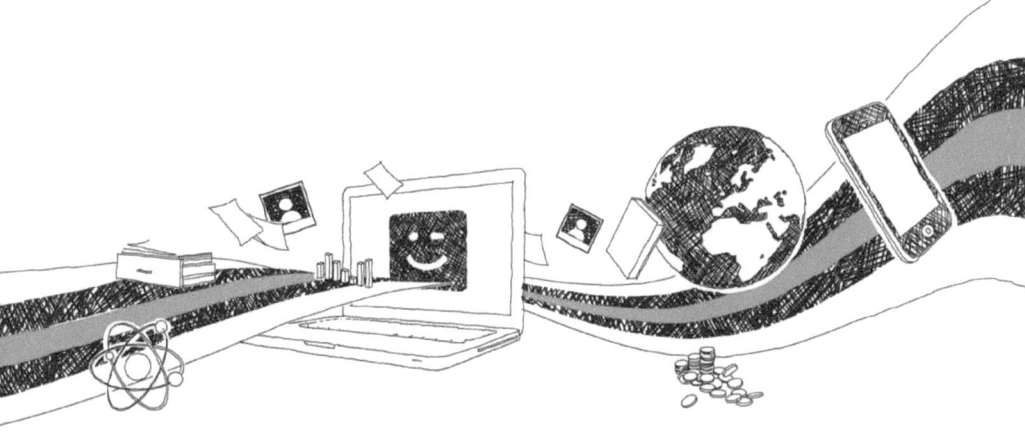
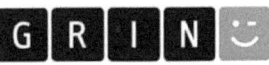